AF299517

Dᵣ A. CHALLAMEL

De l'Influence de l'Horloge

sur

le Rythme du Cœur

Février 1919

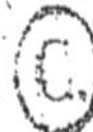

De l'Influence de l'Horloge

sur le Rythme du Cœur

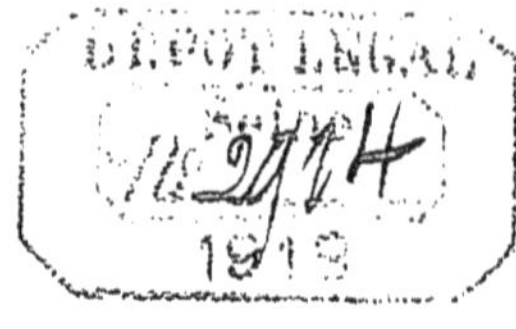

Ceci n'est pas un conte. — C'est la présentation d'une découverte d'ordre scientifique faite au cours de la guerre ; c'est un nouvel exemple de l'influence des choses sur les êtres.

De l'Influence de l'Horloge

sur le Rythme du Cœur

C'était pendant la guerre. Dans une ferme servant d'ambulance, j'étais de garde. Durant la journée, malades et blessés étaient arrivés en grand nombre; tous avaient été vus et je venais de finir le dernier pansement. Le soir tombait.

Fatigué de la tâche accomplie, j'allai m'asseoir dans la salle déserte où seul le bruit régulier et monotone de la grosse horloge se faisait entendre.

Songeur, la tête plus lasse que le corps, je restais immobile, les yeux fermés, cherchant un bercement aux souvenirs persistants des douleurs entrevues.

Dans ce recueillement, presque inconsciemment, ma pensée suivit le balancier en ses oscillations sans fin. Je ne sais pourquoi, je me pris le poignet, et voulus compter le nombre de mes pulsations à la mesure du rythme qui frappait mon oreille.

Les essais succédaient aux essais sans me permettre d'arriver à un résultat ; mais soudain il me parut que le cœur lui-même était influencé par la cadence de l'horloge : deux ou trois pulsations devenaient synchrones aux battements du balancier, puis vite il semblait que le cœur eût hâte de rattraper les contractions en retard.

Cette sorte de révolte, que j'avais observée quinze minutes après le début de l'expérience, était apaisée au bout de trente minutes : les battements du cœur étaient alors réglés sur les battements de l'horloge. Toutefois, insensiblement, le cœur prenait de l'avance — mais toutes les dix pulsations environ une pulsation plus rapide lui permettait de se maintenir à la même allure — et le synchronisme reprenait.

A quelque temps de là, une seconde expérience me donna des résultats identiques.

****

J'ai observé que l'attention prolongée a été nécessaire avant de constater une modification appréciable du rythme du cœur.

L'horloge était forte, et le son très sourd semblait remplir la pièce.

Aucun autre bruit ne venait interrompre le silence complet dans la salle.

Ces conditions paraissent indispensables pour l'obtention du résultat.

Le calme du soir et le silence de la nuit doivent être particulièrement favorables.

La modification a été relativement considérable puisqu'elle a amené une diminution, toute momentanée du reste, de près de vingt pulsations par minute.

Mais le synchronisme parfait n'a pu être obtenu, sans doute à cause de l'écart trop grand entre le rythme du cœur et celui de l'horloge.

Il pourrait donc y avoir intérêt à diminuer l'écart entre les deux cadences, dans certains cas d'altération du rythme cardiaque, cas à déterminer, dans lesquels l'horloge pourrait constituer un adjuvant thérapeutique utile.

Il suffirait de réduire la longueur du balancier — toute modification compensatrice du mécanisme de marche des aiguilles mise à part — pour avoir un rythme cadencé à 70 ou 80 par minute. Le but poursuivi excuserait seul ce crime de lèse-horloge.

***

Je ne puis esquisser sur mon observation que quelques conclusions.

Dans la thérapeutique des troubles du cœur, il semble que l'horloge puisse prendre place à côté de tant de prescriptions et de recommandations d'hygiène générale et spéciale, telles que la suppression des émotions et la nécessité d'une vie calme.

Je n'ai pas en vue ici les grosses lésions du cœur. Je vise avant tout les troubles cardiaques légers, le cœur émotif, comme aussi le cœur normal.

Et mes conclusions vont encore au-delà, car un fait semblable à celui que j'ai constaté permet de dérouler toute la critique de la vie, telle que nous la vivons, en comparaison de la vie calme des temps passés.

Notre vie moderne, trépidante autant par les moteurs et machines qui nous emportent et nous environnent, qu'affolante par l'agitation en nous-mêmes et la hâte qu'à tout instant elle impose au moindre de nos actes, est symbolisée par la pendule au *tic.. tac..* rapide qui sans cesse rappelle l'heure qui fuit, le rendez-vous qui vient. Le tympan martelé de chocs, par d'autres chocs incessamment suivis, ne laisse pas au cerveau un instant de répit.

Quelle différence avec l'horloge au *toc...... toc* mesuré, dans lequel une pause laisse vivre et respirer, entre la seconde qui passe et celle qui va venir !

L'horloge anime la maison de sa calme cadence tout en réglant sans hâte les gestes de chacun.

L'horloge symbolise l'harmonie de tous les êtres qui font ensemble la veillée, et lorsque, la nuit venue, à son rythme on s'endort, à l'insu de chacun, elle règle à la mesure de ce rythme calme et lent, le cœur fatigué par le travail du jour.

***

Le sujet m'a peut-être entraîné au-delà des limites scientifiques.

Il y a un fait : c'est l'observation que je viens de rapporter.

C'est à dessein que j'en ai réservé le récit pour la période de transition des agitations de la guerre aux travaux de la paix.

Heureux qui sait mettre en pratique la philosophie qui découle de l'influence physiologique qu'exerce sur le cœur une simple horloge de campagne.

Heureux qui peut travailler et dormir au rythme de la vieille horloge.

Dr Augustin CHALLAMEL
En campagne 1914-1919.

IMPRIMERIE EUGENE PICQUOIN

53, RUE DE LILLE, PARIS

www.ingramcontent.com/pod-product-compliance
Ingram Content Group UK Ltd.
Pitfield, Milton Keynes, MK11 3LW, UK
UKHW020205080726
13614UKWH00006B/2624